Yosra Mabrouk Aguir
Lamia Mansour
Amel Labidi

Tratamento do diastema dentário com prótese fixa não convencional

Yosra Mabrouk Aguir
Lamia Mansour
Amel Labidi

Tratamento do diastema dentário com prótese fixa não convencional

ScienciaScripts

Imprint

Any brand names and product names mentioned in this book are subject to trademark, brand or patent protection and are trademarks or registered trademarks of their respective holders. The use of brand names, product names, common names, trade names, product descriptions etc. even without a particular marking in this work is in no way to be construed to mean that such names may be regarded as unrestricted in respect of trademark and brand protection legislation and could thus be used by anyone.

Cover image: www.ingimage.com

This book is a translation from the original published under ISBN 978-620-2-06116-2.

Publisher:
Sciencia Scripts
is a trademark of
Dodo Books Indian Ocean Ltd. and OmniScriptum S.R.L publishing group

120 High Road, East Finchley, London, N2 9ED, United Kingdom
Str. Armeneasca 28/1, office 1, Chisinau MD-2012, Republic of Moldova, Europe
Printed at: see last page
ISBN: 978-620-8-02323-2

ÍNDICE DE CONTEÚDOS

Prefácio

Esta conclusão é o fruto de um trabalho de dois anos realizado no serviço de prótese parcial removível pertencente à clínica de medicina dentária de Monastir, Tunísia. Durante este período, fui bem supervisionado pelos meus queridos professores, nomeadamente a Pr. Lamia Mansour, que me orientou tanto no diagnóstico como na abordagem terapêutica. Devo também sublinhar o papel do Pr. Mounir Trabelsi, que graças à sua experiência, às suas relações e às suas intervenções, me permitiu terminar o tratamento em boas condições.

Tendo já experiência no campo da prótese (a nível clínico), que para mim é um campo impressionante, redireccionei-me para este campo para realizar este trabalho. Com efeito, a prótese é uma forma útil de devolver aos pacientes os seus sorrisos e de melhorar a qualidade das suas vidas.

Dr. Mabrouk Yosra

Agradecimentos

Em primeiro lugar, agradeço a DEUS todo-poderoso por me ter
dado a saúde e a coragem para realizar este trabalho.

Ao professor *Lamia* Mansour

Agradeço-lhe a grande honra que demonstrou ao aceitar dirigir este trabalho. Sempre me inspirou respeito através da sua benevolência, das suas competências, do seu espírito metódico e do seu rigor científico. Neste modesto trabalho, encontra a expressão do meu profundo respeito e da minha grande estima.

Para a *Professora Sónia* Ghoul-Mazghar

Sempre me acolheram com simpatia e agradeço-vos calorosamente os vossos conselhos e a vossa disponibilidade. Como forma de agradecimento, encontra nesta modesta obra a expressão da minha sincera gratidão e do meu profundo respeito

Aos *meus queridos pais Abd* el Aziz e *Khadija*

Nenhuma palavra será suficientemente forte para exprimir o meu amor e admiração pela vossa compreensão e ternura, que fazem de vós uns pais maravilhosos.

Para o meu *querido marido Hamdi*

Nunca encontrarei palavras para exprimir o profundo amor que tenho por ti. Farei o meu melhor para continuar a ser um motivo de orgulho aos vossos olhos. Que este trabalho seja para vós um sinal de infinita gratidão.

A *toda a* minha família

Às minhas queridas irmãs Zohra e Olfa, aos meus queridos irmãos Mehdi, Moez, Hamdi, Rachik, Hatem e Jamil.

A todos os meus amigos

Especialmente para Amel, Amal et wejdéne

Resumo

A presença de diastemas é frequentemente considerada como um problema que afecta a aparência dos pacientes. Esta situação é mais complicada quando está presente uma proclinação grave dos dentes. As opções de tratamento disponíveis são limitadas. A ortodontia é a opção de tratamento de primeira linha. Algumas condições podem interferir na sua indicação, como a idade do paciente e a severidade da protrusão dos dentes. O uso de próteses dentárias fixas convencionais é outra opção terapêutica. Devido ao preparo periférico atípico, os eixos dentários podem ser corrigidos, mas o fechamento do diastema pode levar a próteses anteriores anestésicas amplas. Este trabalho propõe o relato de dois casos tratados com prótese fixa. No primeiro caso, propõe-se uma nova alternativa terapêutica para tratar um paciente com uma protrusão dentária grave associada a um diastema. A paciente era do sexo feminino, com 40 anos de idade. Sua queixa principal era o espaçamento entre os dentes e a aparência inadequada dos dentes anteriores superiores. O exame oral mostrou incisivos superiores e inferiores protruídos com a presença de um grande diastema. Considerando a importância da protrusão alveolar, o tratamento ortodôntico não foi possível. A decisão terapêutica foi a utilização de prótese parcial fixa. O fecho do diastema através do aumento dos diâmetros mesio-distais das coroas conduz a unidades dentárias aumentadas e inestéticas. Para resolver este problema, foi proposta a extração de dois incisivos centrais e laterais. Seis dentes irão substituir estes quatro dentes extraídos: dois incisivos centrais e quatro incisivos laterais. Foi obtido um consentimento escrito antes do início do tratamento. Foram realizadas próteses provisórias a partir de cera de diagnóstico. Após o projeto de tratamento ter sido testado e validado pelo paciente, foi iniciada a fase definitiva. A sobremordida, o over jet e o perfil da paciente foram melhorados e a paciente expressou a sua grande satisfação.

No segundo caso, os diastemas foram tratados com uma prótese parcial fixa não convencional.

Palavras-chave: dente, cuidados dentários, diastema, prótese parcial fixa

1. Introdução

Hoje em dia, os pacientes exigem sobretudo estética. Por conseguinte, o tratamento dos dentes anteriores é sempre um desafio. A presença de diastemas é frequentemente considerada como um problema que afecta a aparência dos pacientes. De facto, os espaços entre os dentes podem ser excessivos e desagradáveis. Esta situação torna-se mais complicada quando existe uma forte inclinação dos dentes. De facto, a correção dos eixos dentários é um problema adicional. Assim, um bom arranjo do excesso de espaço com a correção da inclinação dos dentes é um verdadeiro desafio.

Nesta situação, as opções de tratamento disponíveis são limitadas. A ortodontia é a opção de tratamento de primeira linha. É um procedimento não invasivo e permite o rearranjo dos dentes nos seus lugares. No entanto, algumas condições podem interferir na sua indicação, como a idade do paciente e a severidade da protrusão dentária. A utilização de prótese dentária fixa convencional é outra opção terapêutica. Devido ao preparo periférico atípico, os eixos dentários podem ser retificados, mas o fechamento do diastema pode levar a próteses anteriores anestésicas largas e a um perfil de emergência supercontornado, o que é prejudicial ao periodonto (1). Este trabalho propõe outra opção terapêutica para tratar a protrusão dentária severa associada ao diastema. Esta alternativa consiste na gestão do espaço através de próteses fixas com unidades dentárias adicionais.

2. Relato de caso 1

Uma mulher de 40 anos apresentou-se no nosso departamento de prótese. A sua principal queixa era o espaçamento dos dentes e a aparência incorrecta dos dentes anteriores superiores.

O seu historial médico não era contributivo. O exame oral revelou um perfil convexo com incompetência labial.

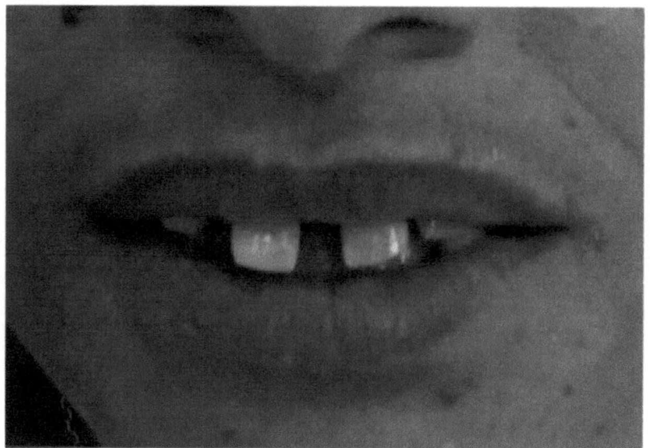

Figura 1: o exame oral revelou uma incompetência labial

Os incisivos superiores e inferiores estavam projectados para a frente e separados por um grande diastema (figura 1, 2, 3).

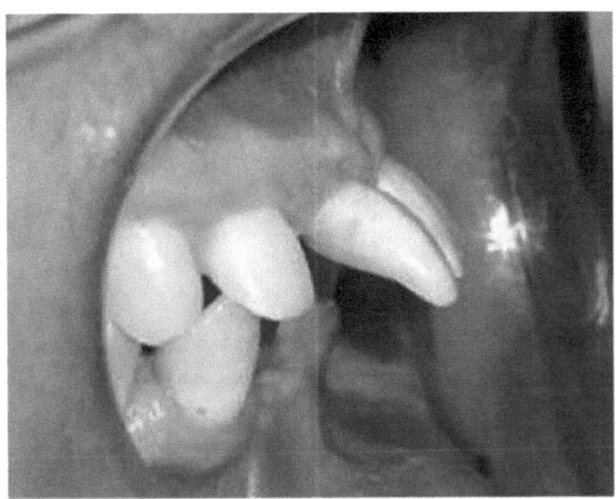

Figura 2: vista de perfil mostrando um excesso de jato

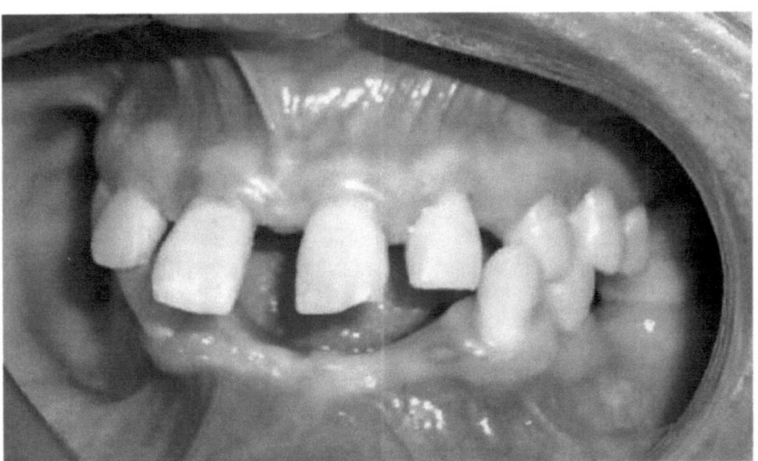

Figura 3: vista intra-oral com diastema entre os incisivos superiores

O exame da função oral detectou a presença de uma deglutição atípica. A radiografia panorâmica mostrou uma semana de suporte periodontal dos incisivos superiores e inferiores (figura 4).

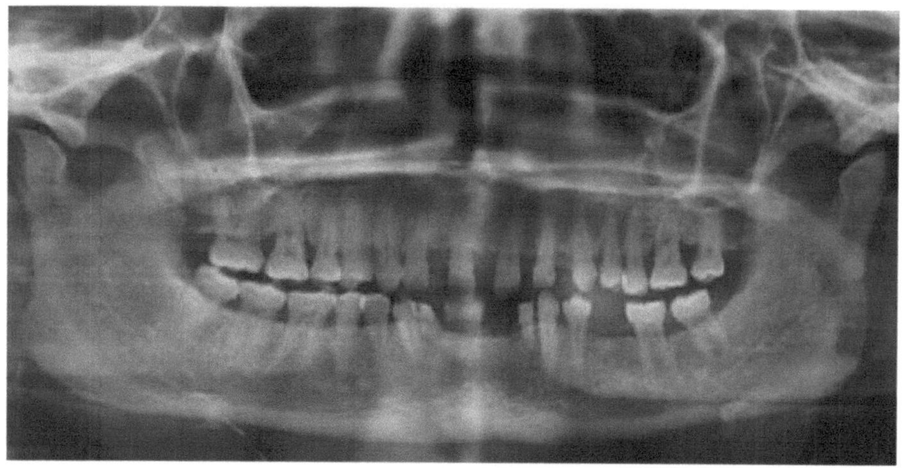

Figura 4: uma vista panorâmica

Moldes de diagnóstico que revelam um importante sobre-jato (figura 5).

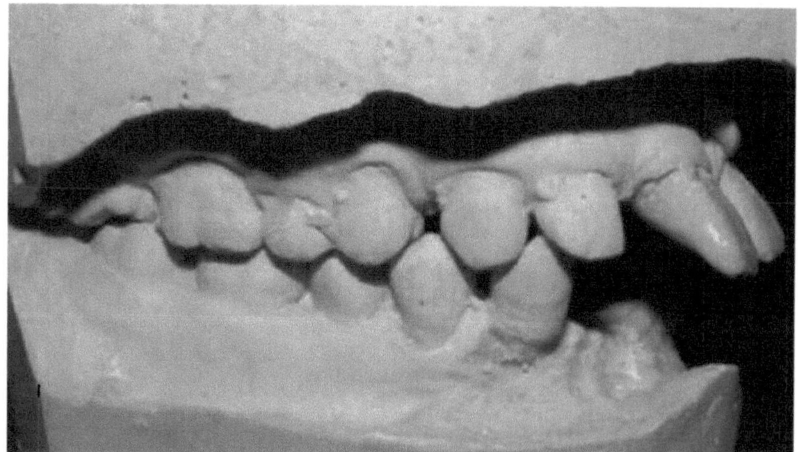

Figura 5: moldes de diagnóstico que revelam um jato importante

A radiografia de perfil confirmou a presença de uma protrusão alveolar muito importante dos incisivos superiores e inferiores (figura 6).

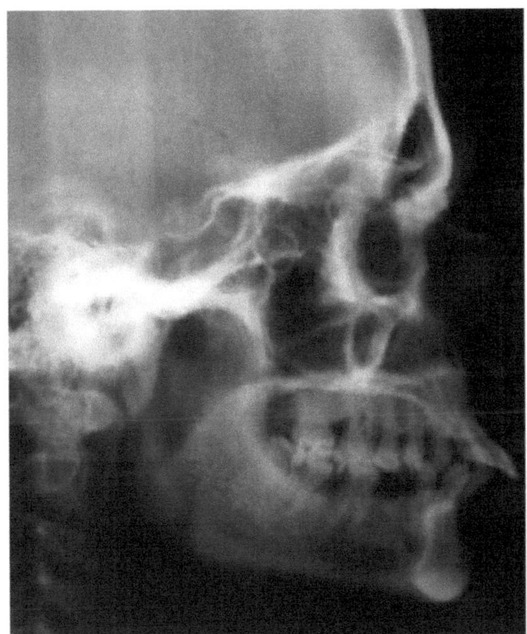

Figura 6: radiografia de perfil

Tendo em conta a importância da protrusão alveolar, o tratamento ortodôntico era impossível. A decisão de tratamento foi orientada para a opção protética. As reflexões terapêuticas foram simuladas com cera em moldes de diagnóstico (figura 1 A).

O encerramento de diastemas através do aumento dos diâmetros mesio-distais das coroas leva a unidades dentárias alargadas e inestéticas. Para resolver este problema na maxila, foi proposta a extração de dois incisivos centrais e laterais. Seis dentes substituirão estes quatro dentes extraídos: dois incisivos centrais e quatro incisivos laterais. Na mandíbula, foi proposta a extração de dois incisivos laterais e a adição de um incisivo central mediano como pôntico.

Foi obtido um consentimento escrito antes de iniciar o tratamento.

Na maxila, foram realizados preparos periféricos atípicos nos caninos e nos dois primeiros pré-molares. Já na arcada mandibular, foram preparados os caninos e os primeiros pré-molares. Foram realizadas próteses provisórias em cera de diagnóstico (figuras 7 e 8).

Durante várias sessões clínicas, a paciente participou ativamente na correção e ajuste das suas próteses. Uma vez o projeto de tratamento testado e validado em boca pelo paciente e pelo profissional, iniciámos a fase definitiva.

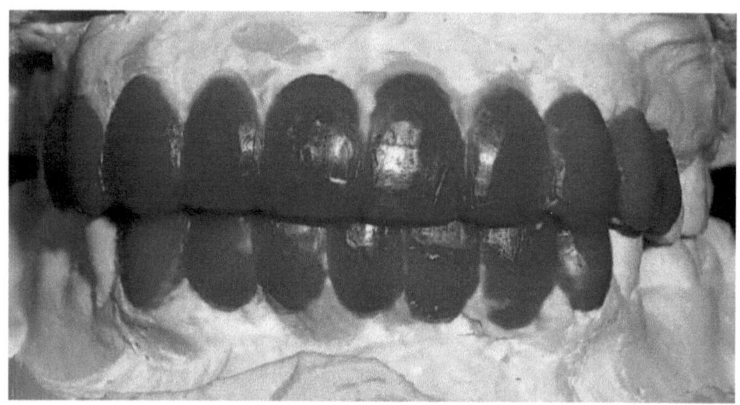

Figura 7: o projeto protético simulado com cera

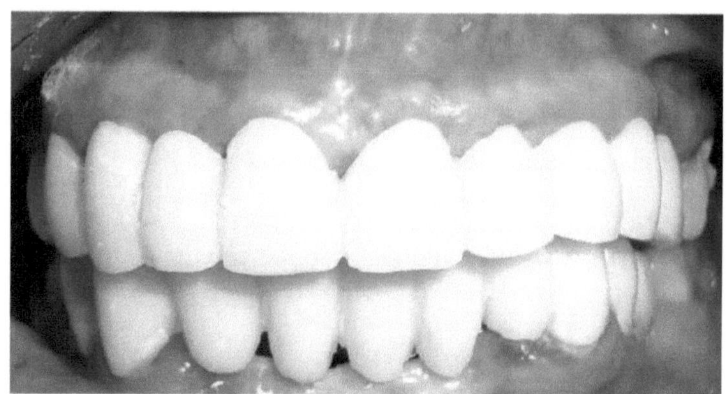

Figura 8: o projeto protético testado em boca com prótese provisória

Foram efectuadas impressões globais maxilares e mandibulares com silicone de baixa e alta viscosidade, utilizando a técnica dual simultânea. Para ajudar o técnico de laboratório, foram também efectuadas impressões com próteses provisórias na boca. Os modelos obtidos foram Os modelos obtidos foram montados num articulador semi-adaptável e foi efectuada uma animação da mesa dos incisivos (Figura 9, 10, 11, 12).

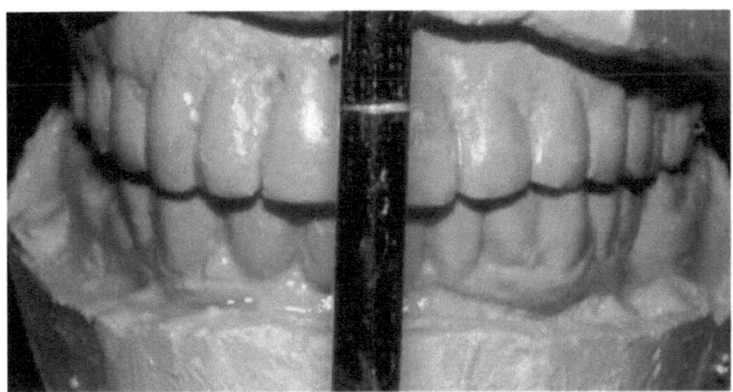

Figura 9: uma situação correta do plano oclusal anterior

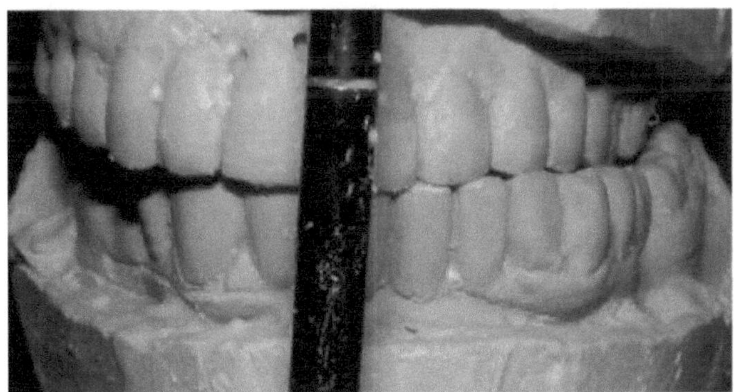

Figura 10: moldes de dedução

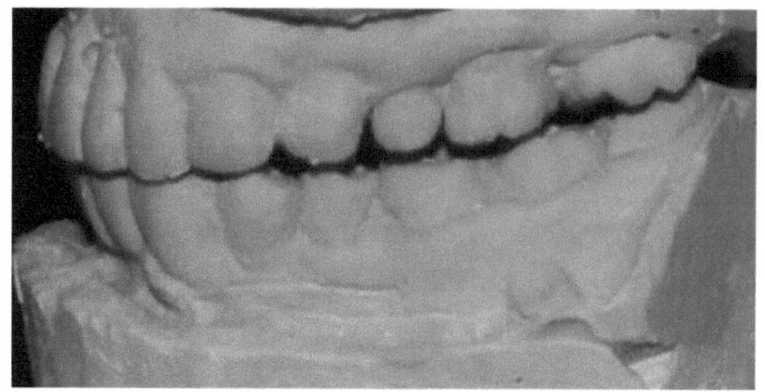

Figura 11: moldes propulsados

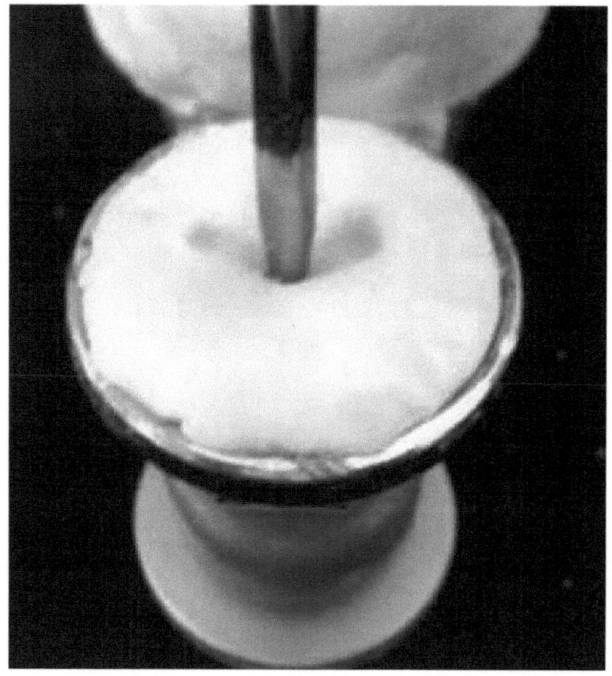

Figura 12: Seta de Gysi

Após o registo da mordida e a prova das estruturas metálicas, foi feita a construção em cerâmica, o bisque foi provado e as próteses definitivas foram seladas na boca (figura 13).

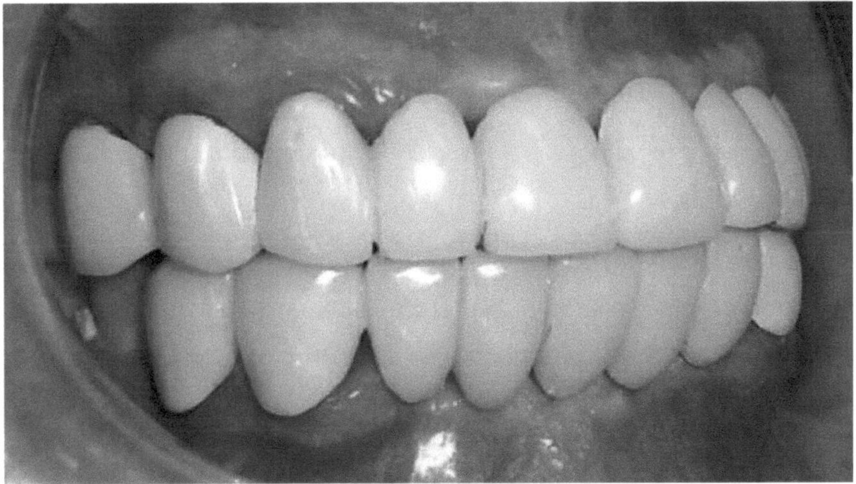

Figura 13: Vista anterolateral da oclusão final

A sobremordida, o over jet e o perfil da paciente foram melhorados (Figura 14) e a paciente expressou a sua grande satisfação.

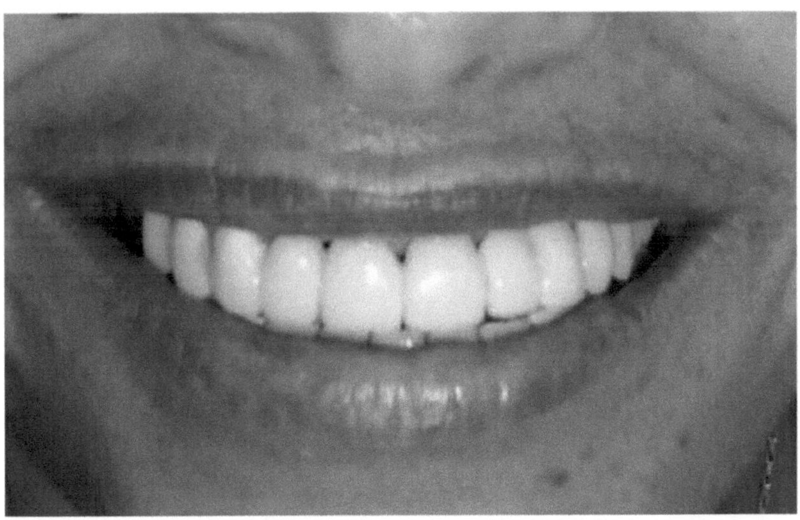

Figura 14: Vista extra-oral final

3. Relato de caso 2

A paciente de 60 anos foi encaminhada para o departamento de próteses removíveis. Apresenta um bom estado de saúde geral. A sua queixa principal era estética devido à presença de diastema entre os dentes superiores anteriores e funcional devido à presença de edentação posterior.

O exame facial revelou um perfil em placa com uma diminuição da altura do nível inferior da face.

O exame intra-oral mostrou a presença dos incisivos e caninos e do segundo molar esquerdo na maxila (fig. 15), a presença do segundo pré-molar e do primeiro molar no lado direito da mandíbula, e os dois pré-molares, o primeiro e o segundo molares no lado esquerdo (fig. 16).

Os dentes superiores anteriores estavam desgastados, projectados para a frente e separados por um diastema (Fig. 15).

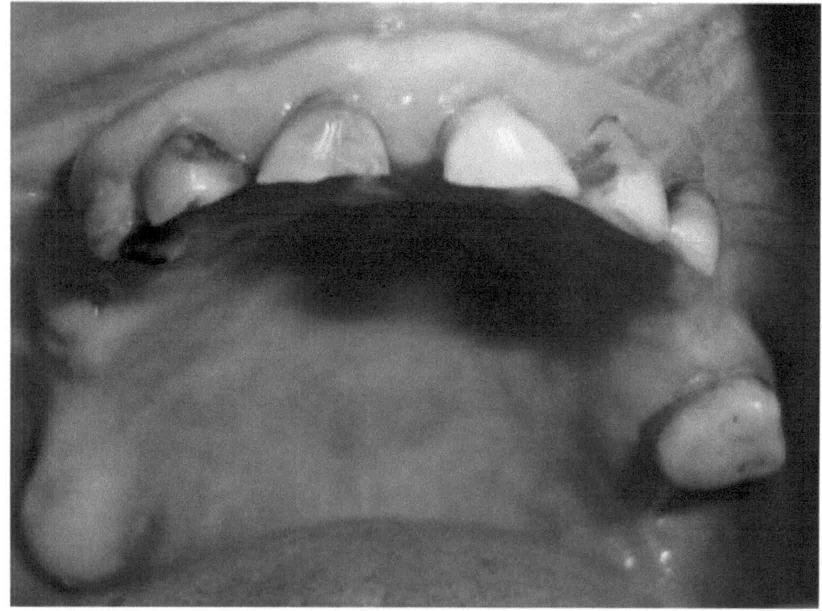

Figura 15: arcada maxilar

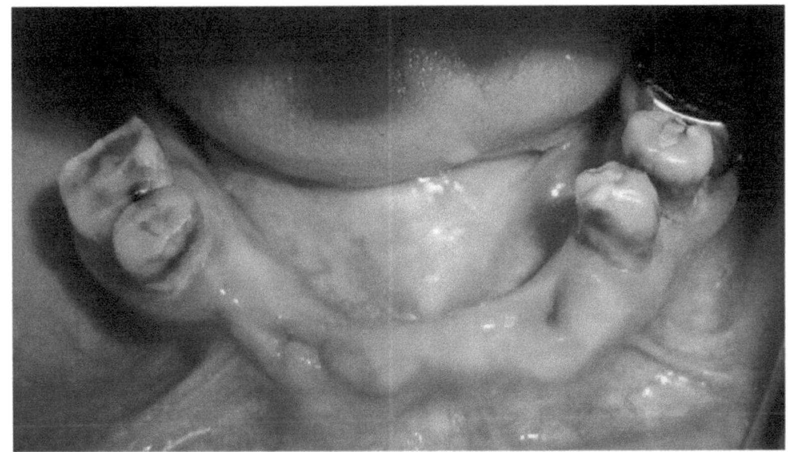

Figura 16: arco mandibular

A Figura 17 mostra o comprometimento estético e funcional dos dentes. De facto, todos os dentes apresentavam distorção de forma, tamanho e coloração. Além disso, a ausência do par mastigatório alterava as funções orais.

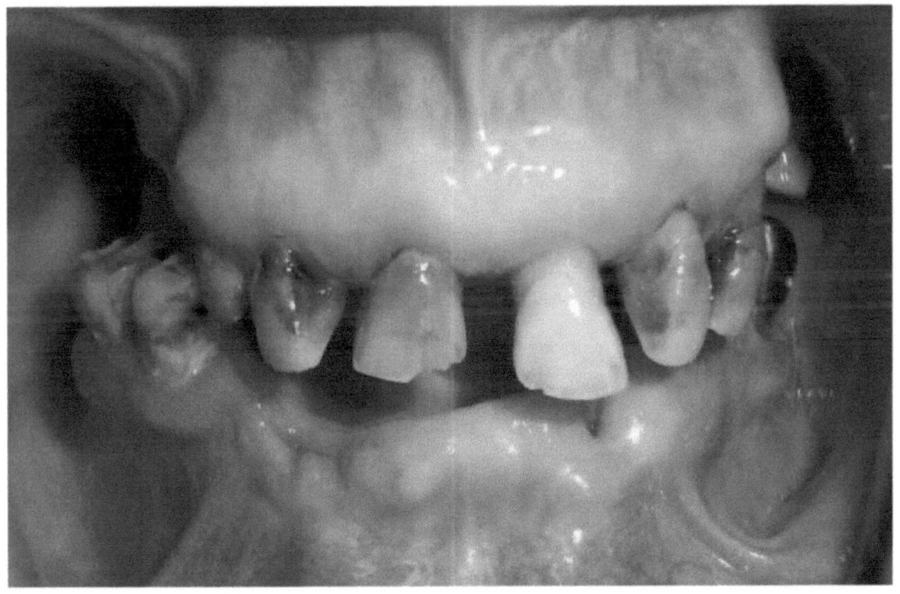

Figura 17: visão geral clínica oclusal pré-operatória

A radiografia panorâmica mostrou um fator dento-periodontal moderadamente favorável.

De facto, o rácio coroa radiológica/raiz radiológica foi igual ou superior a um para todos os dentes, exceto para o molar superior esquerdo (fig.18).

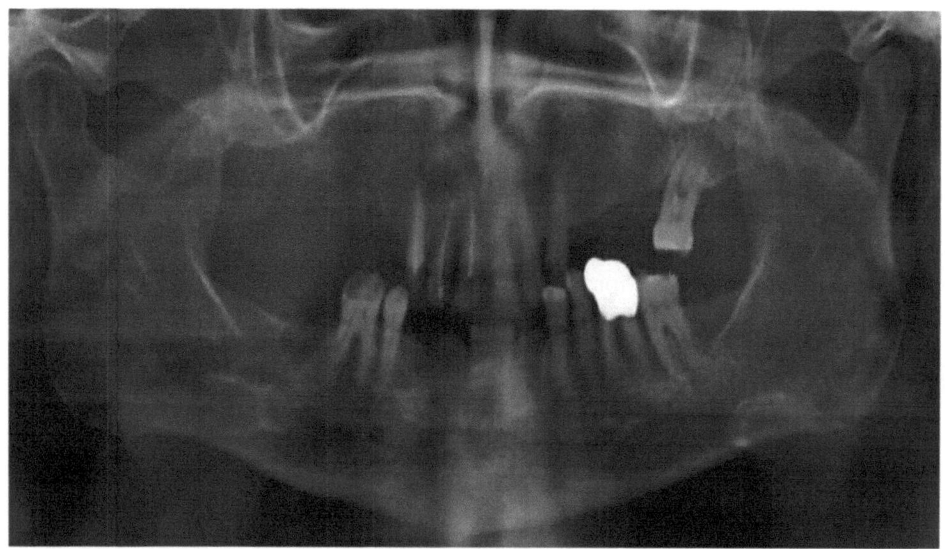

Figura 18: vista panorâmica

A decisão terapêutica foi a de fabricar próteses híbridas tanto na arcada maxilar como na mandibular. Este tipo de prótese combina a prótese fixa com as próteses removíveis. Permite a restauração da função e da estética ao mesmo tempo. A prótese fixa cobrirá todos os dentes restantes (13,12,11,21,22,23,16,46,45, 34,35,36,37), enquanto a prótese amovível restaurará a dentição.

Antes de iniciar a fase protética, o projeto terapêutico foi simulado com cera em moldes de diagnóstico. Para fechar o diastema entre os dentes anteriores superiores, foi efectuado um aumento do diâmetro mesio-distal das coroas. Dado que os diastemas não eram muito importantes, as unidades dentárias não foram muito aumentadas. A restauração da área edêntula foi simulada através da montagem de dentes artificiais em cera (fig. 19). Obteve-se a aceitação do paciente relativamente à forma e ao tamanho dos dentes.

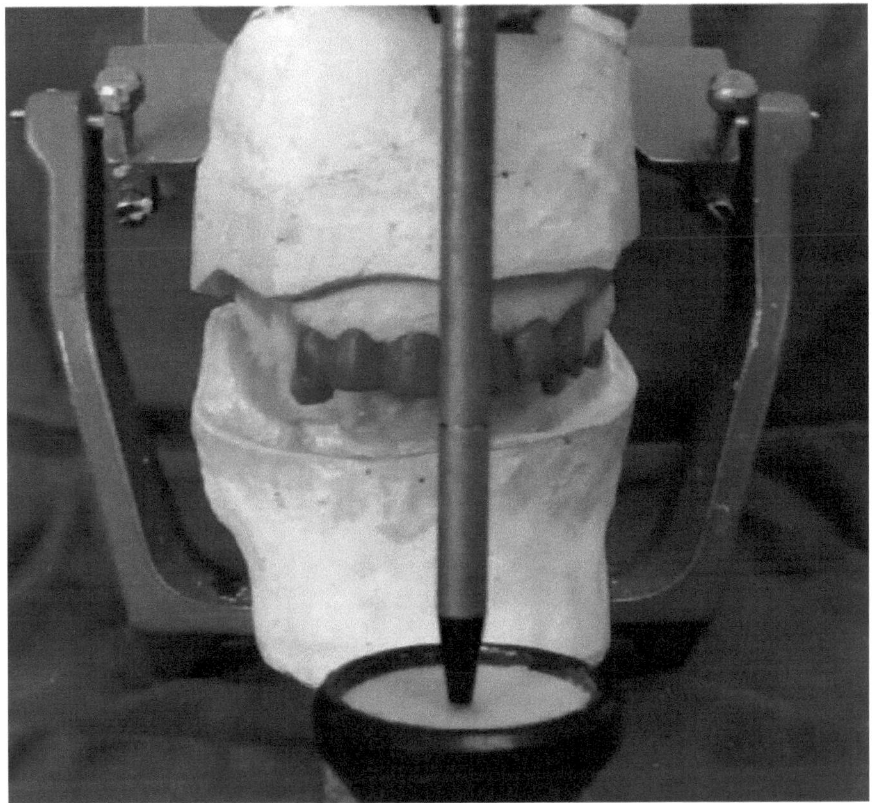

Figura 19: Projeto de prótese simulado com cera

O consentimento informado foi obtido do paciente antes de iniciar o tratamento.

Foram feitas preparações periféricas atípicas em todos os dentes restantes, exceto no molar superior (Fig.20). Estas disposições da prótese fixa devem promover a integração da prótese parcial removível com a estrutura metálica (2). De facto, a preparação do ombro largo deve ser feita no lado palatino dos dentes que vão estar em contacto com a prótese removível. As próteses fixas provisórias foram realizadas a partir de cera de diagnóstico (fig. 21).

Foram feitas próteses removíveis provisórias em acrílico para restaurar a edentação superior e inferior (fig. 22).

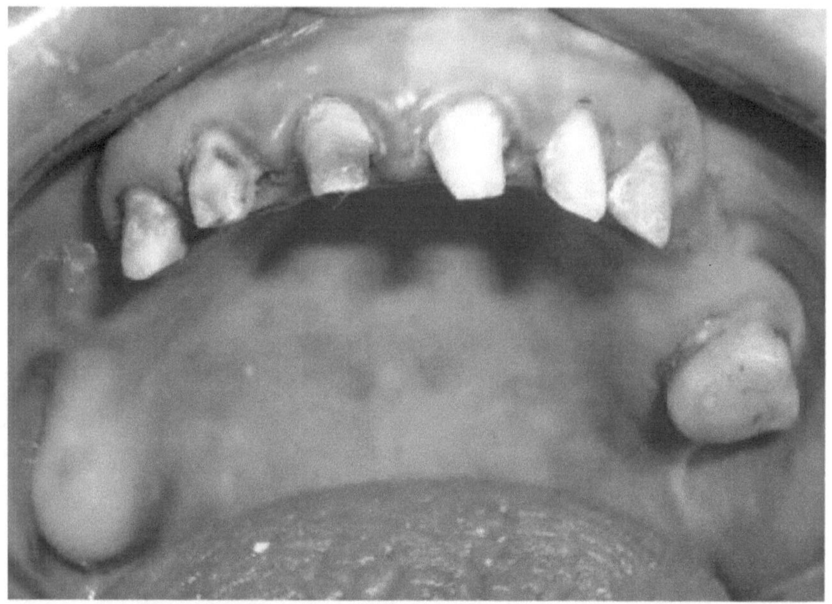

Figura 20: preparação periférica dos dentes anteriores do maxilar

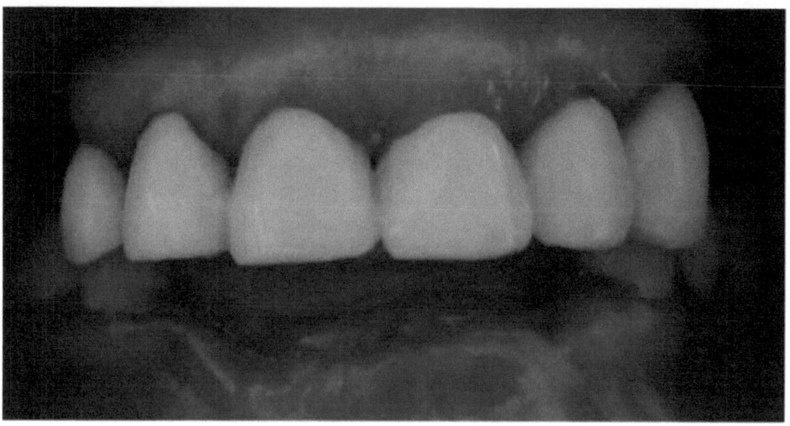

Figura 21: prótese fixa provisória com um diâmetro mesio-distal aumentado

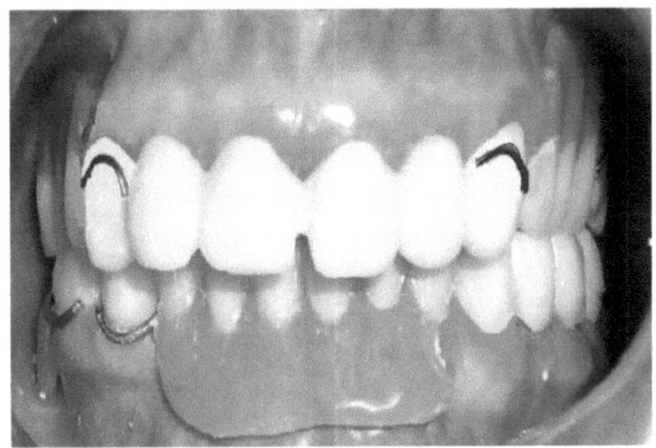

Figura 22: Próteses provisórias fixas e removíveis

A fase provisória durou 2 meses, durante os quais o paciente testou a nova estética, a dimensão vertical e a oclusão. As próteses foram ajustadas de acordo com o desejo do paciente. Após o projeto de tratamento ter sido testado e validado em boca pelo paciente e pelo profissional, foi iniciada a fase definitiva.

Foram efectuadas impressões globais da maxila e da mandíbula com material de silicone (fig. 23), (fig.24). A relação maxilomandibular foi registada com um articulador semi-adaptável. A adaptação das estruturas metálicas fixas foi verificada com a viscosidade de silicone mais baixa (fig.25). Depois de experimentar o bisque cerâmico (fig.26), as coroas metalo-cerâmicas foram verificadas em boca. Estas próteses não foram cimentadas.

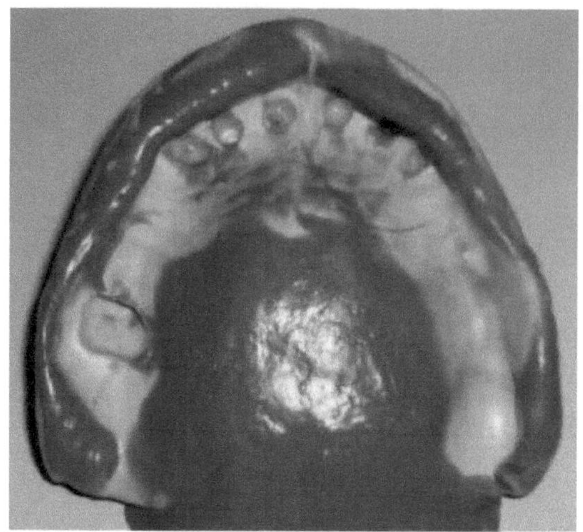

Figura 23: Impressão global do maxilar

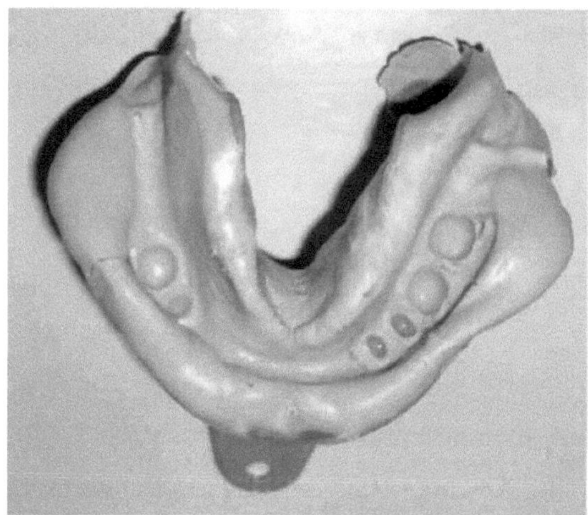

Figura 24: Impressão global da mandíbula

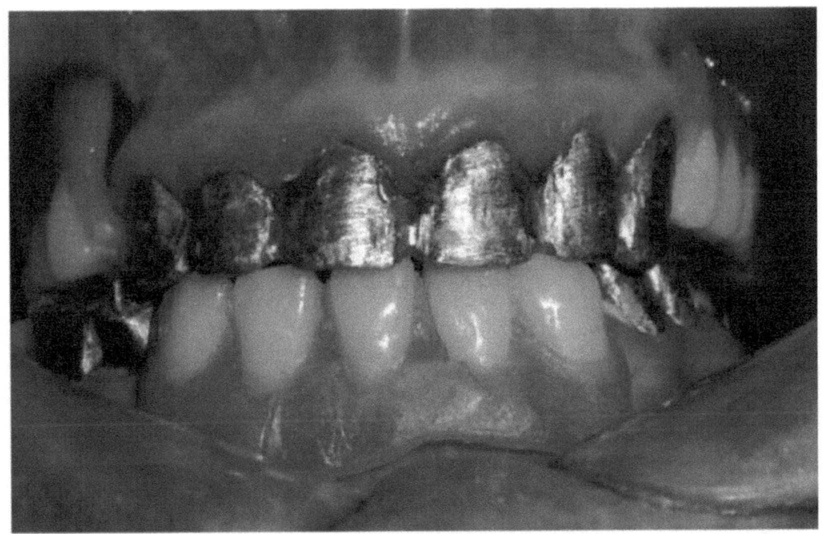

Figura 25: crownsframeworks

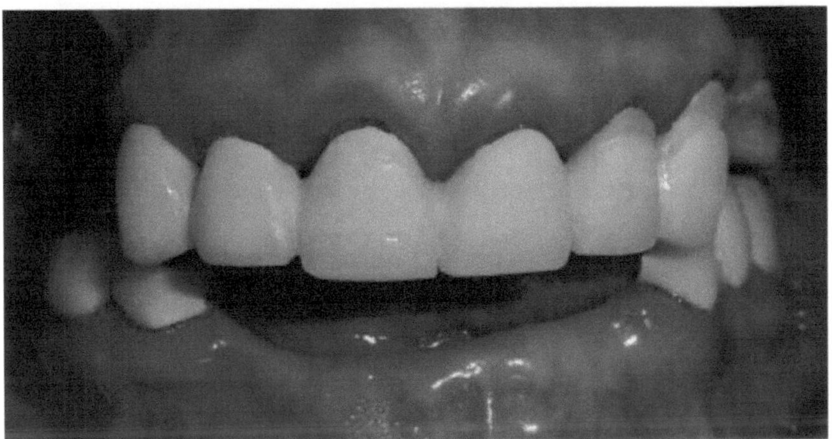

Figura 26: o bisgue de cerâmica

Foram efectuadas impressões da situação maxilar e mandibular utilizando material de poliéter e moldeiras individuais, a fim de preparar a prótese parcial removível (fig. 27), (fig.28).

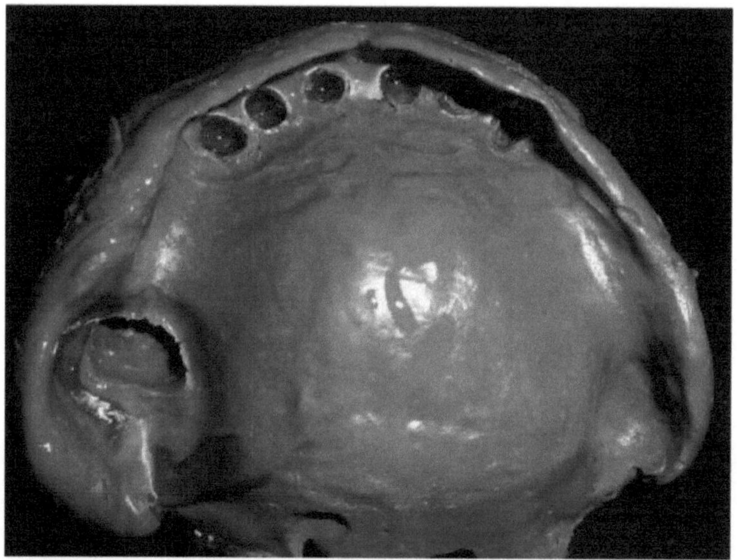

Figura 27: Impressão da situação dos maxilares

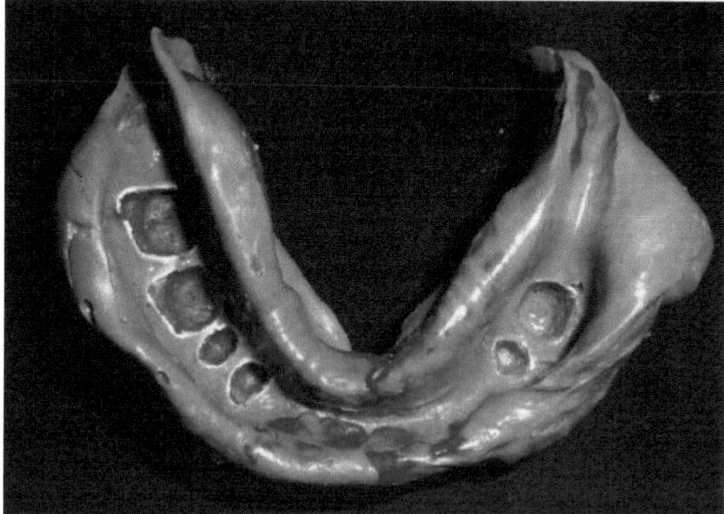

Figura 28: Impressão da situação mandibular

O chassis metálico foi fabricado no laboratório e verificado em boca; foi adaptado à prótese fixa devido à fresagem preparada no lado palatino das coroas (fig.29), (fig.30).

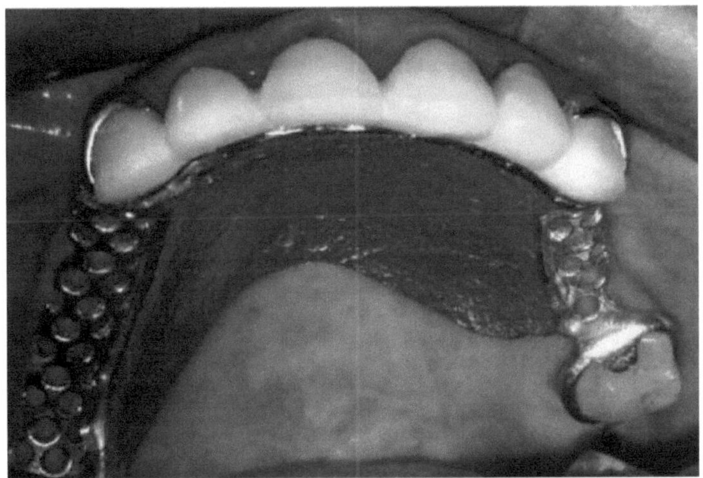
Figura 29: o chassis metálico do maxilar

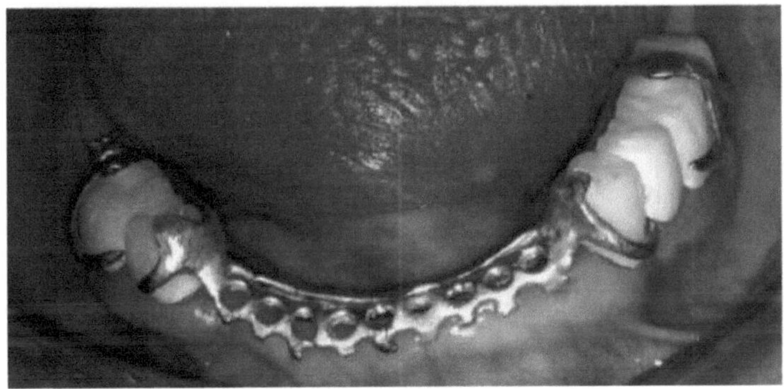
Figura 30: o chassis metálico mandibular

No dia da entrega da prótese, as coroas foram cimentadas, as próteses parciais removíveis foram verificadas e a oclusão foi ajustada na boca. O paciente ficou muito satisfeito com o resultado estético e funcional (fig.31).

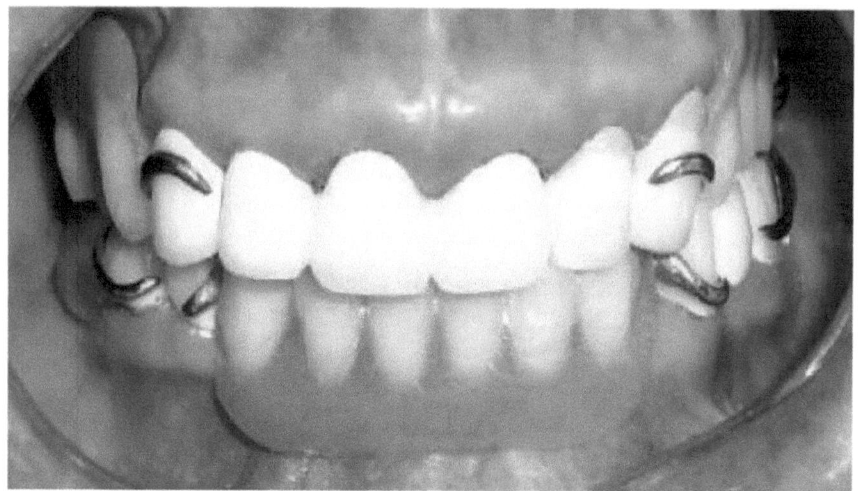

Figura 31: vista clínica pós-operatória

4. Discussão

A protrusão excessiva dos dentes é frequentemente acompanhada de diastemas. Os espaços entre os dentes podem ser grandes e anestésicos. Motiva sempre os pacientes a consultarem-se.

A ortodontia é a primeira opção de tratamento. No entanto, esta alternativa parece ser longa, complexa, expansiva (3) e a presença de "triângulos negros" à volta dos dentes aquando do fecho do diastema anterior aparece frequentemente após a conclusão do tratamento (4).

No caso n°1, a protrusão excessiva dos incisivos anteriores enfraquece o seu suporte periodontal e aumenta os espaços entre eles. A idade do paciente (40 anos), a importância da inclinação dos dentes e a necessidade de uma solução rápida tornam impossível o tratamento ortodôntico.

O fecho do diastema com resina composta após a correção dos eixos dos dentes com ortodontia é outra opção (5). O sucesso deste tratamento depende da integração estética entre os tecidos moles e duros (3). No entanto, com o tempo pode surgir uma diferença entre as cores dos dentes e da resina. Para além disso, esta solução não pode ser aplicada na presença de grandes espaços entre os dentes.

A prótese fixa parcial pode ser utilizada para o tratamento destes casos. A proclinação dos dentes é corrigida através de uma preparação atípica dos dentes periféricos. Os espaços entre os dentes são fechados com o aumento do diâmetro mesio-distal das coroas. Considerando o primeiro relato de caso, essa alternativa poderia ser considerada como um procedimento invasivo, e os dentes largos resultantes poderiam ser anestésicos e destrutivos para o periodonto, mas para o segundo caso os diastemas não eram muito grandes, seu fechamento utilizando coroas aumentadas teve boa rendição estética e não danificou o tecido de suporte dentário. Alguns autores (1, 6, 7) propuseram a utilização de prótese parcial fixa convencional com conectores de alça lingual. Esta técnica permite a correção dos eixos dentários respeitando a forma anatómica dos dentes. Esta opção de tratamento foi recusada pela paciente, uma vez que o seu problema estético relacionado com o diastema não foi resolvido.

Este artigo discute diferentes alternativas para o fechamento de diastemas. No primeiro relato de caso, propõe-se outra alternativa para o tratamento de grandes diastemas associados a uma excessiva proclinação dos dentes. A ideia é realizar uma ponte dentária com um número maior de unidades dentárias. Esta solução requer uma preparação periférica atípica dos dentes pilares e pode impor a extração de alguns dentes para uma melhor distribuição dos espaços, especialmente quando o seu suporte ósseo é fraco, como os dentes extraídos no presente caso.

Dada a irreversibilidade do tratamento, a análise dos moldes de diagnóstico é muito importante. Antes de iniciar o tratamento, as diferentes opções terapêuticas devem ser simuladas com cera. Esta simulação permite a comparação dos diferentes resultados estéticos, a discussão e aprovação da decisão terapêutica com o paciente.

As próteses provisórias devem ser feitas de acordo com a cera de diagnóstico. Permite a verificação do projeto terapêutico em boca. Estas próteses são utilizadas, modificadas e aprovadas pelo paciente antes de iniciar a fase definitiva. As próteses definitivas serão a réplica exacta destas próteses provisórias.

5. Conclusão

O quadro clínico complexo que associa diastema e protrusão dentária pode exigir um tratamento multidisciplinar.

Por conseguinte, neste caso, antes de iniciar o tratamento, o clínico deve conhecer as diferentes opções terapêuticas e a sua reflexão terapêutica deve ser simulada por cera em moldes de diagnóstico para uma melhor previsão do resultado.

6. Referências

1. Vivek Gautam SJG, Amit Gupta, Tanmay Srivastava, Anushree Gupta. Uma abordagem iminente no melhoramento estético através de. Loop Connectors. Ciências da Reabilitação. 2017; 2(I):12-5.

2. dos Santos Nunes Reis JM, da Cruz Perez LE, Alfenas BF, de Oliveira Abi-Rached F, Filho JN. Reabilitação maxilar utilizando próteses parciais fixas e removíveis com attachments: um relato clínico. Journal of prosthodontics : official journal of the American College of Prosthodontists. 2014;23(I):58-63.

3. De Araujo Jr EM, Fortkamp S, Baratieri LN. Fechamento de Diastema e Recontorno Gengival com Restaurações Adesivas Diretas: Relato de Caso. Journal of Esthetic and Restorative Dentistry. 2009;21(4):229-40.

4. Vargas M. Uma abordagem passo a passo para o encerramento de um diastema - uma técnica de dupla finalidade que gere triângulos negros. INTERNATIONAL DENTISTRY-AFRICAN EDITION 2011;I(3):60-3.

5. Hwang S-K, Ha J-H, Jin M-U, Kim S-K, Kim Y-K. Fechamento de diastema usando restaurações de ligação direta combinadas com tratamento ortodôntico: um relato de caso. Restorative Dentistry& Endodontics. 2012;37(3):165-9.

6. Aeran H, Kumar V, Uniyal A. Reabilitação estética de um dente anterior perdido utilizando conectores de laço para manter o diastema da linha média: Um Relato de Caso. 2015.

7. Kalra A, Gowda ME, Verma K. Reabilitação estética com conectores de anéis múltiplos. Medicina dentária clínica contemporânea. 2013;4(I):112.

Autor correspondente:

Yosra Mabrouk:

Correio eletrónico: mabroukyosra@gmail.com

Endereço postal: Rue Ahmed Tlili Khniss 5011 -Monastir -Tunísia

Tel: (+216) 50628887

Fax: (+216) 73461150

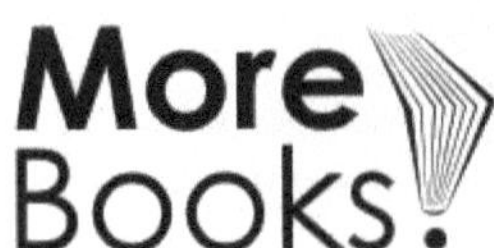

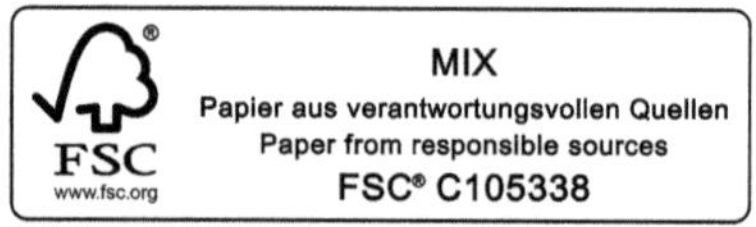

MIX
Papier aus verantwortungsvollen Quellen
Paper from responsible sources
FSC
www.fsc.org
FSC® C105338